AF404653

DES
CONDITIONS TYPHOGÈNES

D'UN
GROUPE DE MAISONS A JOIGNY

REVUE GÉNÉRALE
DES TRAVAUX ANTÉRIEURS DONNANT A L'EAU POTABLE
LA PRÉPONDÉRANCE PARMI LES MOYENS DE TRANSPORT
DE L'AGENT INFECTIEUX
DIFFICULTÉS DES ENQUÊTES MÉDICALES DANS LES PETITES VILLES

PAR

LE DR LONGBOIS

PARIS
OCTAVE DOIN, ÉDITEUR
8, PLACE DE L'ODÉON, 8
—
1886

DES

CONDITIONS TYPHOGÈNES

D'UN GROUPE DE MAISONS A JOIGNY

ASNIÈRES. — IMPRIMERIE LOUIS BOYER ET Cⁱᵉ, 7, RUE DU BOIS

DES
CONDITIONS TYPHOGÈNES

D'UN
GROUPE DE MAISONS A JOIGNY

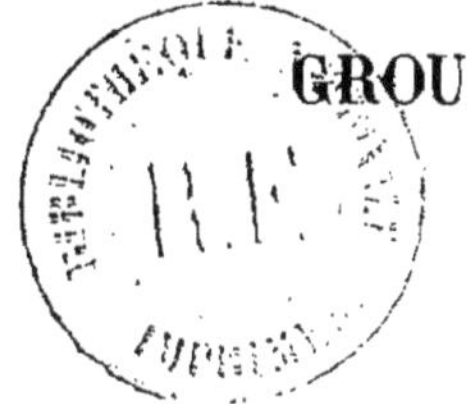

REVUE GÉNÉRALE
DES TRAVAUX ANTÉRIEURS DONNANT A L'EAU POTABLE
LA PRÉPONDÉRANCE PARMI LES MOYENS DE TRANSPORT
DE L'AGENT INFECTIEUX
DIFFICULTÉS DES ENQUÊTES MÉDICALES DANS LES PETITES VILLES

PAR

LE DR LONGBOIS

PARIS
OCTAVE DOIN, ÉDITEUR
8, PLACE DE L'ODÉON, 8

1886

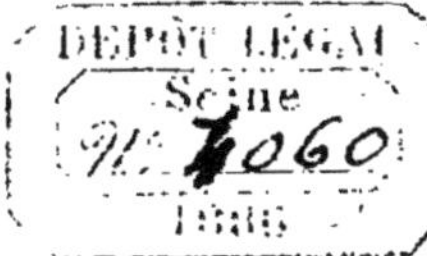

DES
CONDITIONS TYPHOGÈNES

D'UN GROUPE DE MAISONS A JOIGNY

I

INTRODUCTION

Médecin à Joigny depuis 1883, j'ai d'abord habité la ville haute ; j'entendis bien parler, dès mon arrivée, de « mauvaises fièvres » sévissant tout particulièrement sur un groupe de maisons de la ville basse, mais le peu d'étendue d'une clientèle naissante et le peu d'autorité qui s'attache à un nouveau venu ne me permettaient pas de rechercher les causes de cette localisation. Au mois de novembre 1884, pour des raisons en dehors du sujet, je me vis contraint d'habiter au centre même de ce quartier et je ne tardai pas à observer autour de moi un nombre tel de fièvres typhoïdes, se produisant toujours dans des conditions identiques, que l'idée me vint de rechercher la loi de ces conditions et d'apporter mon tribut aux connaissances étiologiques de la fièvre continue. Tout a été invoqué dans l'étiologie de la fièvre typhoïde et tout ce qui pourra contribuer à en restreindre le cadre donnera certainement une action plus puissante aux moyens prophylactiques. Mieux vaut se trouver en présence d'un ennemi à découvert, compact et bien armé qu'à la merci de poignées d'hommes disséminés et dont les caractères d'hostilité ne sont pas bien démontrés.

II

Difficultés d'une enquête médicale dans une petite ville

J'ai longtemps hésité à aborder cette question dans un travail d'étiologie pure, mais par ce temps de déontologie qui court, les choses de la médecine se heurtent de si près à des considérations qui devraient leur rester absolument étrangères, que j'ai cru devoir signaler en passant certaines difficultés que j'ai pu ou que j'aurais pu rencontrer au cours de cette enquête. Cela expliquera peut-être le peu d'attrait qu'ont les travaux de cette nature en province, pour les médecins de bonne volonté.

Pour être complète et à l'abri de toute objection une semblable étude devrait être le résultat des efforts combinés de tous les médecins de la localité; je ne surprendrai personne, les médecins moins encore que le public, en avançant que cette combinaison idéale d'efforts est impossible. Je laisse aux uns et aux autres le soin d'en déterminer la raison, me contentant de qualifier de professionnelles ce genre de difficultés.

On pourrait du reste vous accuser d'être de la catégorie de ces médecins à la sonnette muette dont parle le docteur Munaret [1] pour trouver du temps à consacrer à de pareilles études. Laissons du reste parler l'auteur du *Médecin des villes et des campagnes*.

1. *Le Médecin des villes et des campagnes* par le Docteur MUNARET. — Germer Baillière, Paris 1862.

« La plupart des grandes villes possèdent un journal de médecine ; mais à la campagne il est expressément défendu au praticien de se faire imprimer, de s'amuser à des articles de journaux sous peine de perdre sa clientèle ou de n'en point obtenir. — Le médecin qui voit le plus de malades, dit-on, doit être le plus habile par la raison que le pâtissier qui a la vogue des petits pâtés, est le pâtissier qui les fait le mieux ; le médecin qui écrit n'a pas le temps de courir les malades ; donc il n'a pas de malades, donc... vous devinez le reste. »

Dans la plupart de nos villes, les municipalités se préoccupent beaucoup des questions d'hygiène, d'aucunes même font sonner bien haut leur sollicitude à cet égard ; je n'ai cependant pas osé porter directement devant nos édiles le résultat de mes observations. — J'ai la conviction que les intérêts de la santé publique trouveront auprès d'eux une puissante protection lorsque la question politique n'absorbera plus tous leurs instants. On ne peut pas tout leur demander. « La sollicitude gouvernementale (c'est encore le docteur Munaret qui parle) semble plus se préoccuper des bêtes que des hommes ; si une épizootie se manifeste quelque part, on publie des instructions, on nomme des commissions, on organise des secours, etc. ; et les citoyens d'une grande cité, exposés à la contagion du plus subtil et du plus délétère des virus, n'obtiennent que des précautions vraiment dérisoires, pour ne pas leur infliger une autre qualification. » Le docteur Munaret a en vue ici la syphilis, mais on peut appliquer ces paroles à toutes les maladies infectieuses ou contagieuses. Je me réserve du reste d'étudier plus tard les causes de la dissémination de la syphilis dans notre ville et dans nos campagnes et de faire voir l'insuffisance des moyens prophylactiques.

A ces difficultés professionnelles et municipales s'en ajoutent d'autres que j'appellerai individuelles. Les propriétaires pourraient redouter de voir jeter le discrédit sur leurs immeubles et de ne plus trouver à louer dans un quartier mis à l'index ; — les commerçants de ne plus pouvoir se procurer d'employés, les bourgeois de serviteurs. — Faut-il dire que les uns et les autres se rendent facilement à l'évidence et conviennent volontiers qu'une fois la cause du mal connue et supprimée leur quartier n'en sera que plus recherché ? Que tout le monde se rassure du reste. : Consulté un jour pour savoir si on pouvait impunément placer un jeune homme des environs dans une des maisons incriminées, j'ai répondu négativement; on passa outre. Je dois ici rendre justice à deux grandes maisons de commerce du quartier qui, non seulement se sont mises gracieusement à ma disposition, mais encore m'ont donné par écrit des renseignements très précieux sur les nombreux cas de fièvre typhoïde qui ont frappé leurs employés ou les membres de leur famille.

Quant aux personnes atteintes on pourra certainement trouver auprès d'elles un appui et un encouragement. Il est néanmoins fort difficile de leur faire croire que l'eau qu'elles boivent est la cause de tout leur mal, qu'une si petite cause peut avoir d'aussi formidables effets, et cependant ils parlent tous de microbes. « C'est l'eau que vous accusez qui m'a sauvée », m'a répondu une malade victime de la fièvre typhoïde en 1878. — Les mères qui ont perdu un enfant, les maris qui ont perdu leur femme pensent autrement.

Les habitants que la fièvre a épargnés sont absolument incrédules ; ils ont toujours bu de cette eau et ils en boiront davantage encore si c'est possible. Ce sont des vieux le plus souvent, à l'abri de toute atteinte et qui tiennent à leur pompe comme à une mauvaise habitude. Ils nient même ou interprètent à leur manière des cas indéniables qui ont pu atteindre des étrangers chez eux ou chez leurs voisins. Cette espèce est rare malheureusement, car presque tous les habitants ont payé leur tribut à la fièvre.

Il reste un dernier ordre de difficultés qui frappe directement le médecin assez audacieux pour prendre souci de la santé des autres. La pompe d'où l'on tire l'eau incriminée se trouve adossée à ma maison ; elle me gêne, fait de la glace en hiver devant ma porte et du bruit toute l'année dans ma maison ; je ne poursuis que mon intérêt. Nous sommes loin du médecin qui ne rêve que fractures et fièvres. Ces malveillants ne le sont pas autant qu'ils le voudraient paraître.

En présence de ces difficultés de toute nature, on se décide à ne faire de cette étude qu'une chose simplement spéculative. Faire le bonheur des gens malgré eux est souvent le lot du médecin, mais sûr de ne convaincre qu'un nombre insuffisant de personnes et de soulever des polémiques inutiles, notre devoir se réduit à signaler le danger, l'application des mesures à prendre n'étant pas notre fait. Si un curieux découvre la chose et veut en faire profiter le public, libre à lui, à ses risques et périls ; c'est un simple certificat que nous délivrons pour valoir ce que de raison.

III

Limitation du sujet au point de vue étiologique [1]

Nous laisserons de côté tous les travaux de pathogénie proprement dite ; quel que soit l'agent spécifique, le principe infectieux existe, et ce sont les conditions seules de sa transmission que nous voulons étudier. Ce principe infectieux vient du dehors ; il est douteux qu'il puisse jamais se développer spontanément et on le trouve constitué le plus souvent par un contage émané du corps d'autres typhiques et contenu surtout dans leurs déjections. On peut se le représenter sous la forme de corpuscules de matière organisée, probablement de nature parasitaire.

Ce contage possède des milieux de réserve, des moyens de transport et trouve certaines conditions qui favorisent la réceptivité individuelle.

Les milieux au sein desquels le contage se cantonne et se développe sont : 1° *le sol*, surtout un sol perméable et imprégné de matières animales en décomposition ; 2° *les amas de matières fécales* ; 3° *les foyers de décomposition putride*.

Comme moyens de transport il trouve à sa disposition : 1° *l'eau* ; 2° *l'air* ; 3° *les aliments et le lait en particulier* qui paraît agir comme l'eau et peut-être par l'eau qui entre dans sa composition ; 4° *les vêtements, objets de toilette et de literie* ; 5° *le corps de l'homme lui-même* et à propos de ce mode de transport nous

1. Consulter à ce propos l'article du D^re de Jaccoud de M. Homolle, tome, XXXVI.

devons dire que la question est en ce moment agitée à la société médicale des hôpitaux sous le nom de « contagion directe de la fièvre typhoïde[1] ».

Enfin les conditions que le contage trouve susceptibles de favoriser la réceptivité individuelle sont : 1° *l'âge, de 15 à 35 ans ;* 2° *l'absence d'acclimatement, le surmenage des nouveaux arrivés ;* 3° *l'influence des saisons;* 4° *les exhalaisons d'un sol putride;* 5° *les émanations des latrines;* 6° *l'ingestion d'eau souillée par des matières putrides.*

Nous ne nous occuperons ici que du sol, des amas de matières fécales, des foyers de décomposition putride comme milieux de réserve et de l'eau comme moyen de transport. Nous noterons en passant quelques conditions qui dans nos observations ont paru favoriser la réceptivité individuelle, telles que l'âge, le sexe, les saisons, les exhalaisons d'un sol putride, les émanations des latrines, l'ingestion d'eau souillée par des matières putrides et l'absence d'acclimatement. Nous insisterons tout particulièrement sur l'absence d'acclimatement local favorisant la réceptivité chez des habitants de la ville qui ont quitté un autre quartier pour venir habiter la région incriminée. Ce tribut payé par les indigènes à cet acclimatement est une preuve absolue de l'existence d'un foyer d'infection indépendant des autres quartiers. La ville de Joigny est assez petite pour que cette considération donne à ce défaut *d'acclimatement local* une grande valeur en mettant en évidence le danger qui résulte pour les habitants eux-mêmes de l'existence d'un foyer permanent de fièvre typhoïde au centre du plus beau quartier de la ville.

1. *Bulletin de la Société médicale des hôpitaux.* 1886.

IV

Description de la ville et du quartier incriminé
Son sous-sol

La ville de Joigny est bâtie en amphithéâtre au bord et sur la rive droite de l'Yonne, sur un coteau qui la domine ensuite en s'élevant de 140 mètres au dessus de la rivière, coteau entièrement formé par la craie moyenne. La partie inférieure de l'assise crétacée est masquée par les habitations, la partie supérieure se voit bien dans le ravin près duquel passe l'ancien chemin de Villeneuve l'archevêque, la Collinière.

La ville ainsi construite avec ses rues montueuses se trouve naturellement divisée en ville haute et ville basse.

La profondeur des puits varie en général avec les hauteurs. Dans le haut de la ville elle atteint 40 mètres et jusqu'à 52 mètres, tandis que dans le bas on trouve l'eau à 4 ou 5 mètres. Les puits de la première catégorie rencontrent, sous un mètre environ de terre végétale caillouteuse, une terre jaune renfermant des débris de silex et de craie (tuf) puis la craie elle-même. Ils sont alimentés par des sources qui circulent dans la masse crayeuse ; l'eau en est calcaire et pesante. Dans la ville basse, on trouve en creusant les puits, une masse d'épaisseur variable de terres ou de débris rapportés, dans plusieurs endroits une terre argileuse jaunâtre de 2 mètres d'épaisseur environ, puis le terrain diluvien (grève) ; ce sont les eaux de la rivière qui filtrent dans ces puits qu'on ne peut jamais creuser profondément. Les eaux pluviales et les eaux ménagères descendent de la ville haute vers la ville basse,

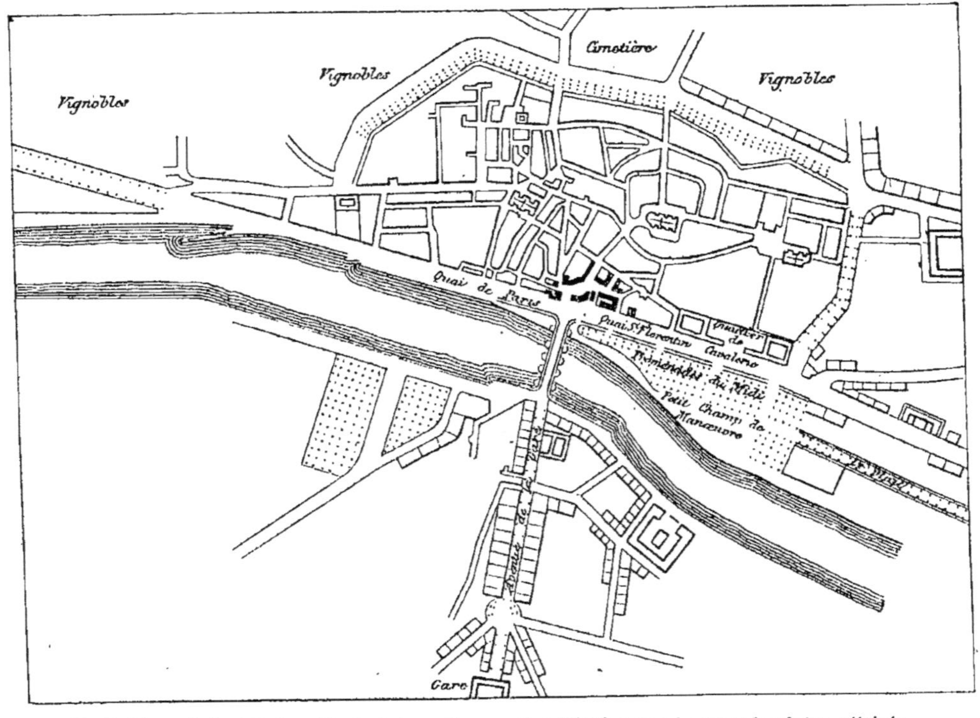

Pl. I. Plan général de la ville de Joigny. Les parties teintées représentent la région atteinte.

entraînant avec elles tous les détritus organiques qu'elles rencontrent, mais toutes les portions de la ville basse n'en reçoivent
pas une égale quantité. La portion de la ville basse située en
regard du pont et s'étendant d'une centaine de mètres à droite et
à gauche du bas de la grande rue constitue en effet une sorte de
cuvette, un réservoir auquel aboutissent les principaux ruisseaux de dégagement de la ville haute. Tout le sous-sol de ce
quartier se trouve donc constamment imprégné de matières
organiques qui s'y sont accumulées depuis que la ville existe.
Matières organiques qui ne peuvent pas pénétrer à une grande
profondeur du sol et ne trouvent pas dans les égoûts une pente
suffisante pour se perdre dans la rivière. Elles ne peuvent pas
pénétrer à une grande profondeur du sol parce que, au-dessus de
la craie moyenne qui forme la base du sol de Joigny se trouve un
terrain détitique généralement assez perméable mais mélangé ici
à des couches argileuses descendues des plateaux qui dimi-
nuent sa perméabilité. En second lieu, elles ne trouvent pas dans
les égoûts une pente suffisante pour se perdre dans la rivière,
parce que depuis la canalisation de l'Yonne son niveau constamment élevé fait que l'eau reflue dans les égoûts et qu'au lieu de
recevoir les matières organiques, ces dernières se trouvent ainsi
disséminées dans toute la couche souterraine. Ainsi se trouve
établi, dans le quartier qui nous occupe, et cela depuis des
siècles, un réservoir de matières organiques constituant un foyer
de décomposition putride. Il nous reste maintenant à déterminer
quel rôle jouent dans un pareil sous-sol des fosses d'aisances non
étanches et quelles propriétés nocives doit présenter l'eau des
puits construits dans de pareilles conditions. Puits et fosses
d'aisances se trouvent sous l'influence directe, dans un sous-sol
perméable, des fluctuations que peut subir le niveau de la
rivière ; le niveau de l'eau s'abaisse-t-il, l'eau baisse d'autant
dans le puits et les matières fécales dans la fosse, le niveau
s'élève-t-il, l'équilibre s'établit aussitôt dans la fosse et dans le
puits. Aux inconvénients d'un puits creusé en pleines matières
putrides s'ajoutent ceux qui résultent du voisinage de fosses d'aisances dont les matières sont ainsi mises en circulation par le
flux et le reflux de la rivière.

En 1868 on fit venir des environs de Joigny de l'eau de source

qui fut distribuée à toute la ville et la plupart des puits furent
condamnés. Seul, ou à peu près, sur la demande des habitants
du quartier bas signalé plus haut, le puits qui par sa situation
devait être considéré comme le plus dangereux fut conservé.
Son eau était fraîche, plus fraîche que celle de la ville, en été
surtout, elle était recommandée à certains de ses malades, ce
sont eux qui le disent du moins, par une autorité médicale; plus
de raisons qu'il n'en faut pour maintenir le puits sacré. Les
habitants du quartier se cotisent même encore pour l'entretien
de la pompe qui le dessert.

Quant aux égouts de la région ils ont été achevés en 1872
seulement; avant cette époque, alors que la rivière non canalisée
aurait pu offrir à des égouts un écoulement suffisant, il n'existait
que des ruisseaux à ciel ouvert. Ces égouts ont une pente insuffisante et il est impossible de leur en donner une utile. Ils servent
de réservoir à toutes les matières organiques que le public y
déverse tous les jours et apportent leur tribut au foyer de décomposition putride constitué par le sous-sol. Je dois signaler ici, à
propos des égouts, une disposition toute particulière d'un réservoir de matières organiques situé à côté et un peu au-dessus du
puits en question. (Consulter le plan partiel pour bien en suivre
la description.) Du bas de la ruelle Saint-Jean à la petite ruelle
condamnée et transformée en égout à ciel ouvert qui sépare les
maisons 4 et 5 du quai Saint-Florentin se trouve une conduite
d'égout destinée à desservir les rues qui aboutissent à cet endroit.
Cette conduite, constituée par de simples tuyaux, est étroite et
pourrait facilement être obstruée par des matières solides. Pour
parer à cet inconvénient on a fait au milieu de son parcours un
puisard étanche, il est vrai, mais débordant constamment, destiné
à recueillir toutes les substances obstruantes. Ce puisard (R),
qu'on vide une ou deux fois l'an, constitue un réservoir de matériaux putrides toujours baignés par des liquides et le puits (P),
qui se trouve en contre-bas, doit encore bénéficier de son voisinage. J'ai voulu savoir si une substance facile à déceler dans
l'eau du puits passerait du réservoir en question dans ce dernier,
je dois avouer que jusqu'ici le résultat a été négatif. Le puits
n'étant pas condamné je ne pouvais du reste employer que des
doses inoffensives, peut-être insuffisantes pour mener à bonne

fin mon expérience. J'ai de plus envoyé à la pharmacie Mialhe, place Favart, 5 litres d'eau à analyser et je donnerai dans un chapitre spécial les conclusions de l'analyse de M. Petit. M. Petit s'est mis entièrement et gratuitement à ma disposition, je l'en remercie publiquement et j'espère que sa peine ne sera pas perdue. Avant de terminer ce chapitre descriptif je dois dire que les fosses du quartier ne sont pas étanches, ne possèdent pas de tuyaux d'évent, que les cabinets d'aisances, dans les maisons bourgeoises les plus confortables, n'ont pas de tuyaux d'aération ni de cuvettes de sûreté et que la rivière par ses crues détermine dans les fosses une telle perturbation que l'odeur des matières envahit toutes les maisons. Je dois encore signaler une cause d'infection toute spéciale dans une maison très éprouvée par la fièvre typhoïde. La cuisine de cette maison est traversée, en avant du fourneau, par un conduit couvert par des planches mal jointes faisant communiquer une petite cour située à la porte de cette cuisine avec la fosse située à l'autre extrémité. Cuisine basse et à peine aérée. Ce conduit est situé de telle façon que les bonnes se tiennent continuellement au-dessus. Aussi peu échappent-elles à l'infection. Au milieu de ce quartier se trouve la pompe (P) à laquelle viennent puiser la plupart des voisins. Nous aurons à déterminer son influence dans la production des fièvres typhoïdes que nous avons observées tout en faisant la part des autres causes possibles. Mais avant d'entrer dans l'exposé des faits je dois déclarer qu'il y a des fièvres typhoïdes dans les autres quartiers de la ville comme dans toutes les villes où la fièvre continue est endémique, mais je crois pouvoir démontrer qu'elles atteignent tout particulièrement un certain groupe de maisons en épargnant très nettement les maisons voisines, à ce point que tout nouvel arrivé dans cette région est aussitôt condamné par le public à avoir la fièvre typhoïde. Ce foyer ainsi constitué peut aussi avoir sa part dans la production des fièvres typhoïdes dans les autres quartiers. Nous en donnerons des exemples et nous verrons même que partie de là avec quelques bonnes contaminées qu'on expédiait dans les villages voisins, la fièvre typhoïde s'est disséminée aux environs.

V

Exposé des faits. — Observations personnelles

En jetant un coup d'œil sur le plan général de la ville on peut
se rendre un compte exact de la distribution de la fièvre typhoïde
dans le bas de la grande rue. Toutes les parties teintées représentent les maisons atteintes, et font en ce point une tache qui
tranche vivement sur la teinte claire des autres quartiers qui
sont indemnes. Nous avons déjà fait remarquer qu'il existait
dans le reste de la ville des cas disséminés de fièvre continue
comme dans toutes les villes, mais le quartier qui nous intéresse
en ce moment est tout particulièrement frappé. En consultant le
plan partiel qui ne comprend que la région incriminée on peut
facilement en suivre les limites. Nous pouvons ainsi voir que
les maisons atteintes, au nombre d'une cinquantaine seulement,
occupent le bas de la grande rue à droite et à gauche sans dépas-
ser les cinq ou six premières maisons. Sur le quai de Paris nous
ne remarquons que les deux premières maisons tandis que sur
le quai Saint-Florentin nous arrivons en en comptant une douzaine
jusqu'à une petite ruelle qui marque pour ainsi dire la limite de
dissémination de la maladie en cet endroit. Derrière et parallè-
lement au quai Saint-Florentin, la rue Basse Pêcherie jusqu'à la
petite place inclusivement à laquelle aboutit la ruelle de démar-
cation dont nous venons de parler se trouve tout entière atteinte
ainsi que les premières maisons de la ruelle Basse Saint-Jean et
le commencement de la rue Haute Pêcherie. C'est sur ce terrain

2

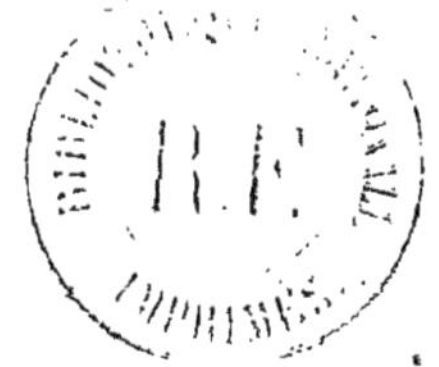

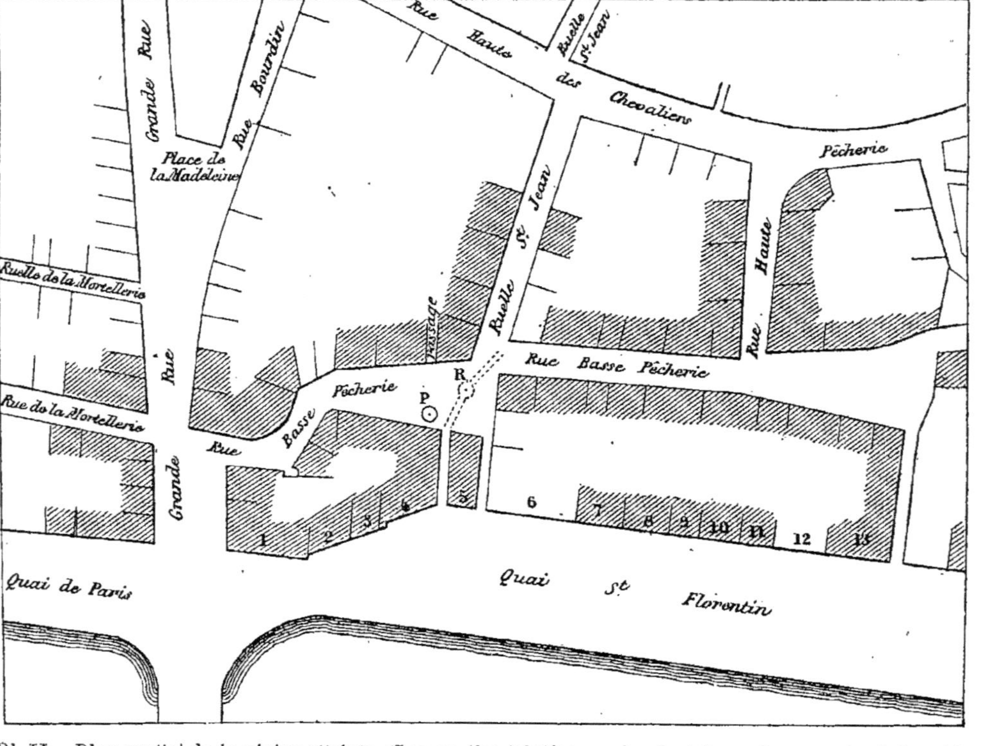

Pl. II.—Plan partiel de la région atteinte. (Les parties teintées représentent les maisons contaminées et la zone de distribution de l'eau du puits.)

P. Puits contaminé au centre de la région. — R. Réservoirs des matières organiques.

dont nous avons étudié, dans le chapitre précédent, la constitution du sous-sol que nous allons suivre la dissémination de la fièvre typhoïde. Avant de quitter le plan partiel, remarquons encore que la pompe (P) est placée juste au milieu de ce groupe de maisons *et que les parties teintées pourraient tout aussi bien indiquer la zone de distribution de l'eau de son puits que celle de la fièvre continue; on pourrait en dresser deux plans superposables.* Nous voyons aussi à côté et un peu au-dessus de la pompe le réservoir (R) des matières organiques dont nous avons parlé.

Dans l'enquête à laquelle je me suis livré, je n'ai pu recueillir qu'un certain nombre de cas, laissant de côté tous ceux qui me paraissaient douteux, les personnes intéressées ayant disparu et les voisins ne pouvant pas donner de renseignements satisfaisants. Depuis 1878 j'ai pu ainsi recueillir 105 cas environ de fièvre typhoïde dans une cinquantaine de maisons agglomérées. Je suis convaincu que beaucoup de cas m'échappent et que ce chiffre est de beaucoup au-dessous de la vérité. Je ne m'appuierai pas, du reste, sur ces cas dont je n'ai pas été personnellement témoin, pour formuler mes conclusions, possédant un nombre suffisant d'observations personnelles qui me permettront d'être plus affirmatif. Il m'est cependant permis de tenir un certain compte des renseignements que j'ai recueillis. De ces 105 cas, les deux tiers sont imputables au sexe féminin et nous verrons tout le parti que nous pouvons tirer de cette proportion pour accuser l'eau d'être un des meilleurs moyens de transport du contage. L'âge des personnes atteintes se trouve placé entre 10 et 24 ans ayant son maximum entre 18 et 22. De 1878 à 1886 les années les plus chargées ont été celles de 1878-79-83 et 85. Les saisons les plus favorables à la production typhique, juin, juillet, août et septembre qui prennent les deux tiers des malades pour laisser le dernier tiers aux mois de février et de mars. Sur ces 105 cas j'ai pu enregistrer 85 guérisons et 20 morts. Dans toutes les maisons visitées, excepté peut-être dans quatre, on se servait de l'eau de la pompe. Les deux tiers des personnes atteintes, 70 environ, étaient des habitants du quartier, 30 étaient étrangères à la ville et 5 étrangères au quartier seulement qu'elles habitaient depuis un temps variable de 2 mois à 8 mois.

Depuis le mois de novembre 1884 que j'habite le quartier, c'està-dire depuis 18 mois il m'a été donné d'observer 21 cas de fièvre typhoïde dont 10 sévissant chez des domestiques ou des employés que j'ai renvoyés au début de l'affection dans leur pays, et 11 que j'ai pu suivre et dont je vais donner les observations détaillées. Je citerai aussi le cas de l'ordonnance de M. le docteur Séguin, médecin major au 6ᵉ régiment de dragons, qu'il a bien voulu me communiquer pour les besoins de ma cause.

Obs. I. — Mme F., agée de vingt-quatre ans, habitait depuis quelques mois la ville haute lorsqu'elle vint résider dans le quartier bas au mois de novembre 1884. D'une bonne santé habituelle, ayant tout le confort et

Obs. I. — FIÈVRE TYPHOÏDE ATAXO-ADYNAMIQUE. — MORT AU 14ᵉ JOUR
Acclimatement général et local

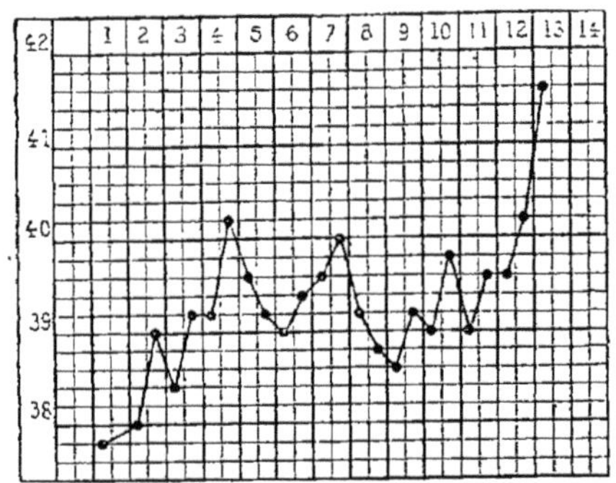

Les phénomènes ataxiques dominent. — Le traitement est celui institué par M. le professeur Jaccoud. — Les lotions vinaigrées fraîches sont répétées plusieurs fois par jour.

toute l'hygiène nécessaires, elle avait l'habitude de boire beaucoup d'eau et surtout beaucoup d'eau pure. Deux mois et demi après son arrivée dans le quartier bas elle fut prise, le 20 janvier 1885, d'une fièvre typhoïde ataxo-adynamique qui l'emportait au treizième jour de la maladie. Je donne ici la courbe de cette observation comme exemple d'un cas mortel, me réservant d'en donner deux autres encore, l'une d'un cas bénin et l'autre d'un cas grave avec guérison.

Cette observation est remarquable à plusieurs titres; le sujet s'étant trouvé devoir faire les frais d'un double acclimatement : général, étant étrangère à la ville et acclimatement local, quittant la ville haute pour venir habiter le quartier incriminé. Elle buvait de plus une certaine quantité d'eau pure puisée à la pompe.

Obs. II. — M. B., âgé de vingt-cinq ans, ayant fait son temps de soldat au 6ᵉ dragons, étant par conséquent un acclimaté de Joigny vint exploiter sur le quai Saint-Florentin un commerce de vins. Quatre mois après, en avril 1885, il était atteint d'une fièvre typhoïde légère. On se servait exclusivement dans la maison de l'eau de la pompe.

Obs. III. — Dans la même maison, à la même époque, Mlle L... âgée de vingt ans, habitant depuis sa naissance la ville haute, était entrée comme domestique. Elle fut bientôt prise des prodromes de la fièvre continue et c'est chez ses parents, dans la ville haute, que je lui ai continué mes soins.

Dans ces deux observations nous ferons ressortir l'absence d'acclimatement local chez deux malades acclimatés depuis longtemps à la ville, l'un ayant passé plusieurs années au régiment, l'autre étant née à Joigny même. Nous ferons remarquer aussi que la fièvre typhoïde de la seconde née dans le quartier bas a été traitée dans la ville haute où elle a très bien pu créer un foyer d'infection.

Nous ferons observer aussi, à propos de la première de ces deux observations, que les deux quartiers de cavalerie n'ont présenté, depuis 1878, que des cas très rares de dothiénenterie, même le quartier du bas, qui n'est séparé que par quelques maisons du foyer de la maladie. Mais aux deux quartiers on boit de l'eau de la *ville*.

Obs. IV. — Au mois de juin 1885 j'ai renvoyé dans leur pays deux employés du bas de la grande rue que je soupçonnais de fièvre. Ils sont revenus quelques mois après me voir et m'ont confirmé mon diagnostic.

Obs. V. — Communiquée par M. le docteur Séguin, médecin major au 6ᵉ dragons. Résumé : D. vingt-quatre ans, cavalier de 2ᶜ classe. Depuis qu'il est au 6ᵉ dragons, il a habité successivement le quartier de cavalerie du quai Saint-Florentin, puis la ville haute, étant ordonnance du docteur, enfin le n° 3 du quai Saint-Florentin. Il est donc un acclimaté de Joigny, puisqu'il l'habite depuis quatre ans. Le 12 juillet il présenta des symptômes vagues de courbature et de fièvre et bientôt des signes évidents de fièvre continue. Il entra à l'hôpital où M. le docteur Séguin put prendre sa température et suivre toutes les phases de sa maladie.

Ajoutons à cette observation qu'au mois de juillet l'ordonnance restant une partie de la journée dans le logement du docteur faisait une assez grande consommation de l'eau de la pompe. Il n'y avait pas, du reste, à cette époque, d'autres fièvres parmi les soldats de la garnison. C'est là encore un fait d'acclimatement local.

OBS. VI. — Au mois de juillet 1885, je pris comme domestique un jeune homme de dix-huit ans qui depuis un an ou dix-huit mois était en service à Joigny dans une maison de commerce située au milieu de la grande rue en dehors de la zone contaminée. Un mois après son entrée chez moi, il fut pris des signes du début de la fièvre continue, je le gardai en observation quelques jours et sûr alors de mon diagnostic, je l'expédiai chez ses parents. Il me revint guéri au bout de deux mois, la maladie ayant bien été celle que je pensais, la fièvre typhoïde. Il buvait aussi de l'eau de la pompe.

Encore un fait d'acclimatement local à ajouter aux précédents.

OBS. VII. — M. D., trente ans, trois mois après son arrivée à Joigny, habitant le quai Saint-Florentin 15, juste à la limite de la zone incriminée, fut pris en septembre 1885 de tous les prodromes de la fièvre typhoïde. La température prise tous les soirs vint bientôt confirmer le diagnostic, et sur mes instances il se décida à aller se faire soigner dans sa famille à plusieurs lieues de Joigny. La maladie dura deux mois et il me revint complètement guéri. Ce malade n'aurait pas bu de l'eau de la pompe.

OBS. VIII. — FIÈVRE TYPHOÏDE ATAXO-ADYNAMIQUE GRAVE. — GUÉRISON
Acclimatement local

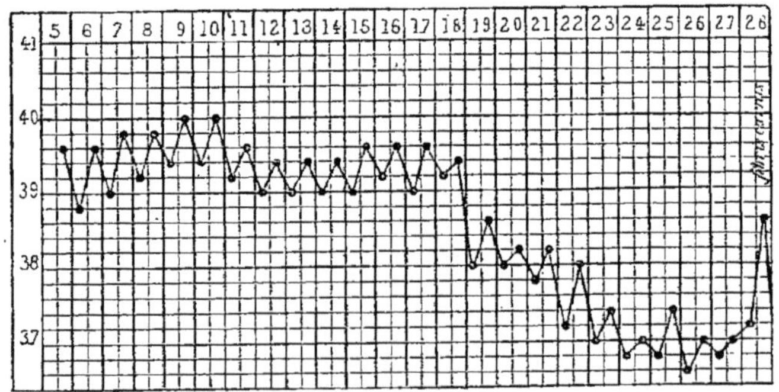

Epistaxis multiples, douleur cervicale intense. — Hémorrhagie intestinale au 14e jour Sueurs profuses au 18e jour, accompagnées d'une grande détente des phénomènes ataxiques, fébris carnis, au 28e jour la convalescence s'établit.

Obs. VIII. — C. Louis, âgé de vingt-et-un ans, né à Joigny, habitait le haut de la ville, la rue des Menuisiers, lorsqu'il vint se fixer au commencement de juillet 1885 au n° 3 de la ruelle Basse Saint-Jean. Un mois après son arrivée il fut pris d'une fièvre typhoïde ataxo-adynamique grave dont je donne la courbe thermométrique avec les principaux incidents. Ayant débuté au commencement d'août, la fièvre ne céda définitivement que le 9 septembre. Il faisait un copieux usage de l'eau de la pompe.

Nous trouvons là un cas très net d'acclimatement local.

Obs. IX. — Mlle M,.. dix-neuf ans. Dix-huit mois après son arrivée à Joigny, rue Basse-Pêcherie n° 10, fut atteinte d'une fièvre typhoïde bénigne, au mois de septembre 1885, qui dura à peu près un mois. Pendant les chaleurs de l'été on avait fait une grande consommation de l'eau fraîche de la pompe.

Obs. X. — Mme B..., trente-six ans, arrivée à Joigny depuis huit mois au n° 2 du quai de Paris, a présenté du 30 août 1885 au 22 septembre tous les signes d'une fièvre typhoïde bénigne. On faisait un assez grand usage de l'eau de la pompe pendant cette période de chaleurs.

Je donne la courbe thermométrique de ce cas comme exemple de fièvre typhoïde bénigne.

Obs. X. — FIÈVRE TYPHOÏDE BÉNIGNE — FORME LENTE-NERVEUSE
Acclimatement général

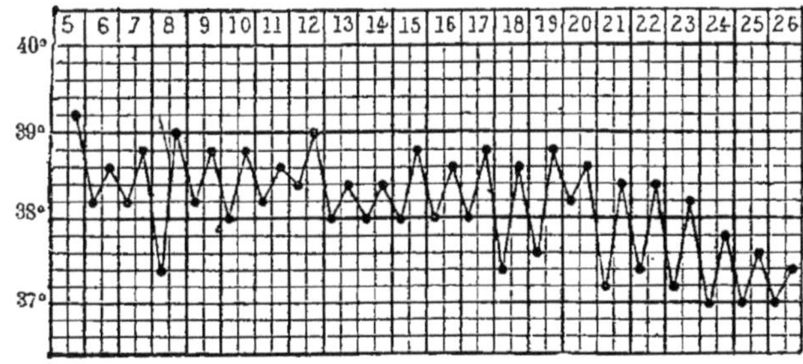

Forme remarquable par l'atténuation de tous les symptômes de la fièvre continue chez une primipare grosse d'un mois qui est accouchée huit mois après dans d'excellentes conditions.

Obs. XI. — Mme M... vingt-deux ans, habitait Sens avant de venir à Joigny habiter le bas de la grande rue. On faisait usage de l'eau de la pompe. Deux mois après son arrivée Mme M. fut atteinte de fièvre typhoïde de moyenne intensité qui dura du 1ᵉʳ février 1886 au 26 du même mois.

Une bonne au service de Mme M... présenta peu de temps après son entrée des signes non douteux de fièvre typhoïde qui me firent la renvoyer dans son pays.

Obs. XII. — Pendant que je rédige ce travail, je donne mes soins à une fillette de dix ans dont l'observation vient à l'appui de la thèse que je soutiens. Elle habitait avec ses parents les environs avant de venir à Joigny, 8, quai Saint-Florentin au 1er janvier de cette année (1886). Trois mois après son arrivée, au 1er avril, elle présenta tous les prodromes de la fièvre typhoïde qui se confirma quelques jours après. Depuis quelques jours la température oscille entre 40° et 41° et je ne peux encore prévoir l'issue de la maladie.

On buvait, bien entendu, de l'eau de la pompe.

Dans toutes ces observations on trouve des exemples très nets du tribut payé à l'acclimatement local et de plus on remarque que tous ces malades, sauf un peut-être, faisaient usage de l'eau du puits incriminé.

VI

Analyse de l'eau du puits

Cette analyse m'a été adressée par M. Petit, alors que mon travail était entièrement terminé ; elle a donc été sans influence sur les conclusions que la clinique seule m'imposait, mais elle leur apporte un appui et une autorité considérables. — Je vais, du reste, copier textuellement la note que M. Petit a rédigée pour lui conserver sa valeur personnelle :

« Eau d'un puits de Joigny, remise par M^r le Dr Longbois.

» Cette eau est limpide. Abandonnée à elle-même elle donne lieu à un dépôt de matières organiques qui ne présentent rien de caractéristique.

» Son degré hydrotimétrique est de 35°.

» L'analyse faite par le procédé approximatif nous a donné :

	litre
Acide carbonique	0,010
Carbonate de chaux	0,165
Sels de chaux autres	0,089
Sels de magnésie	0,101

» Examinée au moment où elle nous a été remise, elle contenait 5 cc. 52 d'oxygène par litre, ce qui est une proportion suffisante.

» En dosant les matières organiques totales par le permanganate de potasse, les nitrates par le procédé Lajoux et Grandval ; l'ammoniaque libre et l'ammoniaque albuminoïde par le procédé Wanklyn et Chapmann on a obtenu les résultats suivants en regard desquels nous plaçons ceux que nous a donnés l'eau de la Vanne dans les mêmes conditions d'expériences.

	EAU DU PUITS	EAU DE LA VANNE
	millig.	millig.
Matières organiques exprimées en acide oxalique..............................	36	3 15
Ammoniaque libre.....	1 24	0 046
Ammoniaque albuminoïde...............	0 160	0 164
Nitrate de potasse (très approxim.).......	200	5

» On voit que l'eau du puits a été fortement contaminée par des matières organiques azotées puisque l'ammoniaque libre est 25 fois plus abondante que dans l'eau de la Vanne et que la proportion des nitrates est 40 fois plus élevée.

Il est vrai que la quantité des matières albuminoïdes n'est pas plus grande que dans l'eau de la Vanne, mais dans l'état actuel de la science, il est possible qu'une eau antérieurement contaminée conserve des éléments très dangereux insuffisamment transformés et il est d'autre part fort probable que dans une eau semblable à celle que nous avons eu à examiner, la proportion des matières albuminoïdes variera selon les saisons, les conditions climatériques, sous l'influence par exemple des pluies plus ou moins abondantes. »

A. PETIT,
Pharmacien de 1re classe, licencié ès-sciences.

Paris, 4 mai 1886.

VII

Revue générale des Travaux antérieurs donnant à l'eau potable la prépondérance parmi les moyens de transport de l'agent infectieux.

(*Dans un discours prononcé au Congrès de Zurick le 4 novembre 1872*) A. Biermer recherche quel est le point de départ du typhus abdominal et quels sont les moyens par lesquels le poison morbide peut se porter d'un individu sur l'autre. Les conclusions de ce travail qui nous intéressent sont les suivantes :

1° Ce sont les déjections qui rendent la maladie contagieuse partout où elles sont placées dans des conditions favorables.

2° Les causes de la propagation de la maladie doivent être recherchées dans l'air et dans l'eau.

3° La contagiosité de l'air peut être expliquée par les décompositions du sol, les latrines, etc. Celle de l'eau peut être expliquée de la même manière ; elle a été démontrée d'une manière très nette aux moulins d'avoine de Berne, où la maladie a été transmise par la pulvérisation de l'eau infectée.

4° L'auteur insiste particulièrement sur la disposition des lieux d'aisances comme le terrain le plus favorable pour la reproduction du germe typhoïde.

5° Il considère de plus, comme un moment favorable pour la production d'une épidémie l'abaissement de la température, le brouillard, les oscillations de l'eau souterraine, l'écoulement des matières alvines dans les puits, les travaux de canalisation dans un terrain infecté, etc.

6° D'autres fois, le germe typhoïde semble rester latent pour un certain laps de temps au bout duquel on voit survenir des cas endémiques ou épidémiques.

7° L'eau souterraine en s'élevant diminue les émanations des matières corrompues du sol qui sont mises à nu quand l'eau baisse.

(Dans le *Med. Times and Gaz. du* 20 juin 1874) William Strange cite une invasion de fièvre typhoïde survenue dans un petit pays et reconnaissant pour origine l'usage d'eau venant d'une citerne mal entretenue. En 1869 une violente invasion de fièvre typhoïde éclata dans un village où les maisons n'avaient pas d'eau à leur service et où l'on trouvait une fosse d'aisances pour deux habitations, et dans une petite ville, dans une école 26 élèves sur 65 furent pris et l'origine a dû en être attribuée à des privés mal tenus où allaient les élèves et dont eux seuls se servaient.

(Dans le *Bul. de la Soc. Méd. de Reims*, 1875, n° 13, page 53) Galliet donne la relation d'une épidémie de fièvre typhoïde qui s'est produite pendant des années dans le même pays sous l'influence de la même cause. Elle était due à la présence d'une mare formée par la réunion des eaux pluviales, des eaux ménagères et des eaux de fumier qui de toutes les parties du village convergeaient et aboutissaient à cet endroit. A chaque épidémie ce sont les maisons les plus rapprochées de cette masse d'eau, qui furent d'abord atteintes par la maladie. Sous l'influence solaire, en été, elles étaient le siège d'une véritable fermentation putride et dégageaient une forte odeur.

(Dans le *Corr. Bl. f. schweiz Aertze*, n° 23, page 697, et n° 24, page 737, 1er et 15 décembre 1878) H. Immerman rapporte une épidémie de fièvre typhoïde dans une caserne. La caserne est divisée en deux moitiés symétriques, occupées chacune par deux compagnies. Une épidémie de fièvre typhoïde se déclara le 9 déc. 1876 et jusqu'au 31 janvier 1877, frappa 49 soldats sur 500 ; tous les malades sans exception appartenaient aux deux compagnies réunies dans la moitié Est de la caserne. Cette circonstance semblait indiquer l'intervention d'une cause qui agît seulement dans une sphère limitée. Une enquête fit reconnaître que l'origine de l'infection devait être cherchée sans doute dans l'eau d'une des pompes de la caserne ; 45 des malades sur 49 appartenaient à une partie de l'effectif qui faisait exclusivement usage de l'eau de cette pompe. Celle-ci ne pouvait d'ailleurs pas avoir été souillée par des infiltrations de latrines, mais elle était contiguë à une sorte de clapier souterrain, amas de terre bourbeuse mêlée de débris de vieux bois isolé au milieu d'un sol graveleux.

La terre au voisinage était plus riche en matières organiques que dans les autres parties de la caserne; l'eau de la pompe renfermait en plus grande abondance que les autres des organismes vivants.

Au commencement de l'année 1878 (*Gaedeken hygieniske Medelelser* N. R. Band III, page 32) une épidémie de fièvre typhoïde éclata dans l'établissement pénitentiaire de Horsen (Danemarck). La ferme de Bygholin avait eu des fièvres typhoïdes et fournissait le lait au pénitencier. La répartition des cas de fièvre typhoïde parmi les prisonniers et les employés, suivant qu'ils faisaient ou non usage du lait, semble démontrer que l'épidémie de Horsen avait pour origine l'infection par le lait souillé par l'eau impure qui servait au lavage des vases dans la ferme et probablement au coupage du lait.

A. Cameron (dans la *Revue d'hygiène et de police sanitaire*, I, pages 526 et 614, juillet-août 1880) étudie une épidémie qui sévit à Dublin en décembre 1878 et janvier 1879 qui paraît avoir été causée par l'usage du lait provenant d'une métairie où trois personnes, une jeune fille, son père et un jeune garçon, avaient été successivement atteintes de fièvre. Dans les maisons à qui le lait était fourni par d'autres nourrisseurs on ne signala aucun cas de maladie.

Fosbroke (*Sanitary Record*, n° 280, page 251, janvier 81) rapporte une épidémie de 14 cas survenus dans un îlot de 8 cottages dont les habitants allaient vider leurs vases dans le jardin, immédiatement au-dessus du puits d'eau potable. Les déjections du premier malade y avaient été également jetées.

(Dans la *Revue d'hygiène et de police sanitaire*, III, 27 janvier 1881) Baraduc relate deux épidémies typhoïdes survenues dans de petites localités du Puy-de-Dôme, à la suite de la pollution de l'eau potable par des déjections spécifiques.

Première Épidémie à la Côte, village de 10 maisons. Malgré de détestables conditions d'hygiène et de propreté jamais on n'y avait entendu parler de fièvre typhoïde. Un puits à ras de terre situé à la partie la plus déclive du village fournit l'eau potable à toute la population. En 1876, dans la maison la plus proche du puits apparaît un premier cas de fièvre typhoïde chez une petite fille qui était tombée malade quinze jours après son retour d'un village fort éloigné où elle était allée voir un parent atteint de la maladie. Cette enfant, qui eut presque en permanence une diarrhée colliquative, succomba le 35° jour. On vidait les déjections et on lavait le linge sale de la malade à côté du puits. En moins de deux mois 16 des 41 habitants du village contractèrent la fièvre typhoïde.

Deuxième Epidémie aux Monts en 1878. Ce village, qui n'avait jamais été visité par la fièvre typhoïde, est divisé en deux agglomérations séparées par une distance de 140 mètres, sur le versant d'une colline ; l'eau potable est différente pour les deux groupes d'habitants. En novembre 1878, apparurent chez des enfants du village d'en haut deux cas de fièvre typhoïde qui furent les seuls ; leur source est restée inconnue.

Huit mois plus tard, débute une épidémie localisée au village d'en bas : sur trente-trois habitants quatorze sont atteints et quatre succombent. Des neuf maisons cinq sont envahies ; sur les quatre préservées trois sont occupées par des vieillards et la quatrième isolée est la seule qui possède une source particulière. Toutes les autres maisons prenaient leur eau potable dans une source dont le trop-plein servait de lavoir aux deux villages et où notamment avait été lessivé le linge des deux petits malades d'en haut. On condamne la source et l'épidémie s'arrête.

Fosbroke (dans le *San. Record*, n° 303, page 259, décembre 1882) rapporte une épidémie de fièvre typhoïde qui survint à Evesham en août 1882 ; sur les soixante-neuf personnes atteintes, quarante-six tombèrent malades avant le 9 août. Toutes celles-ci avaient assisté le 12 juillet précédent à une course de régates et avaient pris, sauf peut-être trois, des rafraîchissements chez un limonadier-glacier du voisinage. L'eau qui servait à la fabrication de la limonade et des glaces provenait d'un puits situé en un des points les plus bas de la ville, à une trentaine de pieds d'un égoût. L'analyse de cette eau pratiquée un mois après la fête, a révélé une énorme quantité de matières organiques animales. Ce qui semble confirmer l'origine assez singulière de cette épidémie, c'est que d'une société de trois personnes qui assistait aux régates les deux qui burent de la limonade furent atteintes de fièvre typhoïde tandis que l'autre qui ne prit aucun rafraîchissement, demeura indemne.

(Dans le *Vierteljahrsschrift für gerichtliche Medicin und offen-iches Sanitaetswesen*, nouv. série XXXVIII, 288, avril 1883)- Butter rapporte l'histoire intéressante d'une épidémie de ferme qui persista cinq ans, donnant lieu à vingt cas dûment constatés, dont quatre se terminèrent fatalement. L'autorité sanitaire saxonne prescrivit des enquêtes répétées. Birck Hirschfeld et Fleck furent chargés d'analyser l'eau et le sol de l'habitation. En juillet 1874, se montra, chez une servante, le premier cas dont l'origine est restée inconnue ; à partir d'octobre suivant et dans l'espace d'un an tous les habitants de la ferme au nombre de dix, à l'exception d'une femme de 75 ans, furent frappés.

Malgré une désinfection minutieuse et un ensemble de précautions, six mois plus tard l'épidémie recommençait. En janvier 1876, un valet et une servante entrés depuis peu, sont simultanément atteints ; en mai une servante, à la ferme depuis le commencement de l'année.

Malgré qu'on eût essayé de dissimuler ces faits, à la fin de mai, une première enquête fut faite sur les lieux. Le puits d'eau potable se trouvait à proximité de la rigole où circule le purin et l'analyse y fit découvrir de nombreux micro-organismes. Le puits fut fermé par l'autorité.

Néanmoins deux mois plus tard se produisaient trois nouveaux cas de fièvre typhoïde. en même temps étaient atteints deux charpentiers habitant deux localités différentes exemptes aussi de fièvre typhoïde , mais qui avaient travaillé trois semaines à la ferme et pris leurs repas dans la salle commune. Pendant les années 1877-78 aucun cas ne parvint à la connaissance des autorités sauf deux valets entrés à la ferme le mois précédent et qui présentèrent les signes du typhus-levissimus.

Enfin en février 1879 furent simultanément atteintes de fièvre typhoïde la jeune femme du propriétaire arrivée à la ferme en novembre précédent et une servante qui n'était à son service que depuis un mois.

Cette fois-ci l'enquête sanitaire visa uniquement le sol et spécialement celui de la salle commune et Fleck le trouva pollué de matières animales et de micro-organismes, ce qui s'expliquait suffisamment par le voisinage du fumier.

Le maître de la ferme se décida à faire enlever le plancher de cette salle commune et les vieux matériaux de remplissage qui se trouvaient dessous. On cimenta le mur du côté du fumier, on établit une couche isolante en argile battue et on posa par dessus un remplissage et un plancher neuf.

Depuis lors deux ans se sont écoulés sans que la maladie ait reparu.

(Dans la *Revue d'hyg. et de pol. sanit.* III, 732, sept. 1881) Gibert relate une épidémie au Hâvre, de septembre 1880 à janvier 1881, occasionnant près de deux cents décès. Elle a sévi dans le quartier réputé le plus sain et composé d'une succession de villas isolées par des jardins. En revanche chaque maison a un puisard pour eaux ménagères creusé dans un sol argileux, peu perméable et s'imprégnant facilement de matières organiques. Dans ces dernières années on a construit, au bas de la côte, deux réseaux d'égouts qui ont constitué des barrages s'opposant à l'écoulement des eaux provenant des parties supérieures vers la mer et ont ainsi amené une saturation du sol, qui a été cause de l'épidémie.

Depuis 1870 (*An. d'hyg. et de méd. lég.* 3ᵉ série, VII, 198, février 1882) la fièvre typhoïde sévit épidémiquement à Nancy. Lallemant en donne les raisons suivantes. Tandis qu'on portait à 320 litres la quantité d'eau disponible par habitant, qu'on supprimait les fosses d'aisances et qu'on prescrivait la projection des vidanges à l'égout, on ne rendait pas obligatoire l'abonnement aux eaux, de sorte que 750 maisons seulement sur 8 000 ont une concession ; on ne modifiait aucunement les cabinets d'aisances et les branchements particuliers qui sont dépourvus le plus souvent de siphon ; il est même des égouts particuliers qui déversent leur contenu dans les égouts publics abandonnés.

(Dans les mêmes annales, page 465, juin 1882) Poincarré consacre un mémoire étendu à la même épidémie étudiée déjà par Lallemant. D'après Poincarré le rôle étiologique principal revient à des conditions locales : égouts, éviers et eaux potables.

En 1879, l'opinion publique avait rendu responsable de l'épidémie les eaux de puits qui ont été délaissés à partir de cette époque.

(Dans la *Revue méd. de la Suisse Romande*, II, 630, novembre 1882) De Serenville donne un aperçu général sur les causes de la fièvre typhoïde à Lausanne dans les vingt dernières années. Un rapport de causalité étroit y paraît relier l'accroissement passager de la fièvre typhoïde (1873-76) à l'activité des travaux de canalisation exécutés à Lausanne, les terrains remués étant fétides et siégeant dans les régions déclives de la ville qui ont de tout temps servi à l'écoulement des eaux d'égouts.

La souillure des eaux potables des puits par les matières de vidange joue et a joué surtout un rôle dans certains quartiers. Les eaux de la ville ayant remplacé les eaux de puits, la fièvre typhoïde disparaît. A l'heure actuelle l'auteur considère comme infiniment probable que Lausanne est désormais à l'abri de la fièvre typhoïde grâce à l'énorme quantité d'eau mise maintenant à la disposition des habitants, à la suppression des puits pollués et à l'entraînement meilleur des vidanges et des eaux ménagères par l'égout.

(Dans la même revue, III, 439, juillet 1883) Nicolas, à propos de la fièvre typhoïde à Neufchâtel de 1801 à 1882, dit que l'opinion est unanime parmi les médecins de la ville pour incriminer l'eau potable.

Dans les *Archives italiennes de biologie* (t. IV, page 26) il résulte des recherches faites par Pagliani que le nombre des cas de fièvre typhoïde est proportionnel à la quantité et probablement à la qualité des miasmes qui sont soulevés et rejetés vers les milieux habités à la suite des inondations des égouts. Cette quantité de miasmes doit être d'autant plus marquée que les égouts étaient auparavant plus encombrés et infectés et que leur invasion par les pluies a été plus subite et plus tumultueuse.

Dans une thèse de Nancy, 1884, P. Lebon, à propos de l'épidémie de Liverdun en 1883, trouve sur quatre-vingt-quatorze malades quatre-vingt-trois personnes qui avaient bu exclusivement d'une eau contaminée. Bien que l'étude de cette eau soumise aux investigations chimiques microscopiques et expérimentales n'ait fourni que des résultats négatifs, l'auteur s'en tenant aux simples données de l'observation pense que les malades ont puisé avec cette eau le germe de la fièvre typhoïde.

L'épidémie de Plymouth (Pensylvanie) décrite par Taylor et Shakespeare (dans le *Medical news*, 16 mai et 20 juin 1885) ressemble beaucoup comme origine à celle d'Auxerre décrite en 1883 par M. Dionis des Carrières. Encore l'eau potable contaminée.

Alison, dans son mémoire sur l'étiologie de la fièvre typhoïde dans les campagnes (*Arch. gén. méd.* mars 1880), reconnaît que toujours la contagion, la prédisposition individuelle ou l'absorption de matières putrides ont joué un rôle prédominant.

A la douzième session de l'Association française pour l'avancement des sciences à Rouen, 1883, M. Teissier (de Lyon), dans une communication orale qu'il a faite sur l'étiologie de la fièvre typhoïde, a recueilli trois ou quatre cents faits qui l'ont convaincu que tous ses malades avaient bu de l'eau de puits situés à peu de distance (de 2 à 5 mètres quelquefois) de fosses fixes et non étanches. M. Teissier demande des mesures administratives indiquant aux habitants les dangers qu'ils courent en prenant leur eau potable dans les puits.

Au point de vue doctrinal, les observations de M. Teissier démontrent, selon lui, que la loi de Pettenkoffer n'a pas la valeur absolue que lui attribue l'auteur allemand qui considère l'intensité d'une épidémie de fièvre typhoïde comme proportionnelle à l'abaissement du niveau de l'eau des nappes souterraines et que, s'il est vrai d'admettre l'influence exercée sur le développement de la fièvre typhoïde par les variations du niveau dans les eaux souterraines, ces variations agissent dans des sens variables suivant la nature du sol sur lequel reposent les villes.

Dans la même session M. Fineau (du château d'Oléron) indique encore la contamination des puits par les fosses d'aisances comme cause de la dissémination de la fièvre typhoïde.

Dans la séance du 27 juin 1885 de la Société médicale des hôpitaux, M. Gerin-Roze fait remarquer qu'il est au moins extraordinaire, à une époque où l'on accorde aux eaux potables un rôle si prépondérant, comme véhicule des éléments de contage, dans la propagation des affections épidémiques, de voir les malades des hôpitaux boire de l'eau non filtrée.

Dans la revue médicale de la Suisse Romande, à propos de l'épidémie de fièvre typhoïde à Genève, 6 ou 7 cas seulement se sont produits dans le reste du canton. Tous les autres ont éclaté au sein de l'agglomération génevoise urbaine et suburbaine, et essentiellement dans le périmètre où se distribue l'eau que la machine hydraulique puise dans le port, accidentellement souillé par des égouts de la banlieue (*Gaz. hebd.* n° 20, 1884).

(*De l'influence de l'eau potable sur la santé publique*, par le docteur H. MICHEL, Paris 1884, A. Delahaye.) Après avoir étudié la nature parasitaire des maladies infectieuses et en particulier de la fièvre typhoïde, le docteur Michel établit avec juste raison l'influence considérable que possède dans l'étiologie et la dissémination des affections contagieuses, la souillure des eaux livrées à l'alimentation. Il insiste sur la fréquence des infiltrations provenant des fosses d'aisances et venant contaminer l'eau des puits, ou même celles de certaines sources situées en contrebas d'un foyer de population. Il rapporte à ce sujet d'intéressants documents sur l'origine de l'endémo-épidémie typhoïdique de Chaumont qui trouva sa source dans la souillure des eaux livrées à la consommation des habitants.

Dans une brochure extraite de la *Revue d'hygiène* (1883) intitulée : *Recherches relatives à l'étiologie et à la transmission de la fièvre typhoïde*, M. le docteur Lécuyer, médecin à Beaurieux (Aisne), cite des faits qui mettent en évidence la propagation de la maladie par les eaux potables.

M. Husson (de Toul), dans un *rapport sur les causes probables du développement d'une épidémie de fièvre typhoïde à Gondreville*, donne des observations qui paraissent être une nouvelle démonstration du danger que présente pour le développement de la fièvre typhoïde, la contamination de l'eau d'alimentation par les déjections humaines et autres.

M. H. Gueneau de Mussy, dans une petite brochure intitulée : *De la part des eaux potables dans l'étiologie de la fièvre typhoïde*, a réuni des faits nombreux qui démontrent l'efficacité de la propagation de la fièvre par des eaux contaminées en dehors de tout autre agent étiologique.

. Le docteur Grellet (de Menat, Puy-de-Dôme), dans une petite épidémie au village de Montégnat (novembre 1882), fait voir l'importance de l'introduction dans les réservoirs des eaux potables, des eaux de pluies souillées de détritus organiques.

Le docteur Daga, dans son *Mémoire sur la fièvre typhoïde* qui a régné à Nancy, pendant les années 1878-79, accuse les travaux de terrassement, la disposition défectueuse des égouts, des conduites d'eaux ménagères et des lieux d'aisances d'un grand nombre d'habitations.

Le docteur Nathalis Debaussaux, dans une note sur la cause possible de la fièvre typhoïde qui a régné épidémiquement à Rouen vers la fin de 1878, fait remarquer que l'épidémie s'est limitée à une moitié de la ville, moitié correspondant à un récent partage des eaux potables venues d'une vallée contaminée.

. Avant de clore la liste des travaux antérieurs, je dois signaler la thèse du docteur Réant (*contribution à l'étude de l'étiologie de la fièvre typhoïde*, Paris 1881), je ne ferai que mentionner le titre des observations auxquelles il a puisé, puisque le lecteur peut les trouver condensées et exposées tout au long dans ce travail.

(Dans la *Gaz. Méd.* de 1864 de Strasbourg) Le docteur Bœckel signale le développement unique de la fièvre typhoïde dans la moitié inférieure du village de Delhingen où l'eau est prise à des puits voisins de mares infectes tandis que les habitants de la partie supérieure viennent puiser de l'eau à une nouvelle fontaine.

Le docteur Jaccoud (Académie méd. 1877) rapporte deux observations, une de Dace et une de Zuckschwerdt.

. Dans la première tous ceux qui ont bu de l'eau de fontaines nfectées par des déjections typhoïdiques ont été atteints; dans la seconde 350 sur 700 habitants furent atteints et l'eau potable était souillée par la présence d'une certaine quantité de vibrions. On défend l'usage de l'eau de cette source, l'épidémie cesse.

Dans une épidémie de Lausen relatée par A. Hagler (dans *arch. fur. Klin. Méd.* Bd. VI), toutes les familles se servant de l'eau des fontaines contaminées payent seules leur tribut à l'épidémie. On interdit l'usage de cette eau, l'épidémie cesse. (Cité par le professeur Bouchard au Congrès international de Genève, 1878.)

Le docteur Buchanan, dans le *The lancet*, janvier 1873, à propos de l'épidémie d'Ecton, montre que la dissémination se fait par de l'eau contaminée, les fosses non étanches s'infiltrant facilement dans les eaux des puits.

Le docteur Knopf, dans une thèse de Nancy, 1875, à propos de l'épidémie de Villerysthal, accuse l'eau d'un puits se trouvant à côté de latrines non étanches dans un terrain perméable. L'usage du puits étant interdit et les déjections jetées dans des tonneaux imperméables, l'épidémie cesse.

Le docteur Bouchard, au Congrès de Genève, 1878, cite encore une observation du docteur Bailly à propos de la fièvre typhoïde à Bornel, en 1873, dans laquelle la propagation par l'eau potable est encore évidente. Dans le *Britisch med.* du 17 janvier 1880 on trouve relatée l'histoire d'une épidémie qui sévit à Caterhœm, dans le comté de Surreyen, en 1879, dans laquelle le rôle de l'eau souillée par des matières typhoïdiques est encore très évident.

Dans la *Revue de la Suisse Romande* 1881, n° 2, le docteur A. Pasteur relate une épidémie au Petit-Sacconnex dans laquelle l'eau d'un puits souillé par des déjections typhoïdiques a été le point de départ et l'agent de dissémination de la maladie. A partir du moment où le puits a été séquestré l'épidémie s'est arrêtée.

Avant de terminer cette longue énumération, nous devons signaler l'influence attribuée par M. le docteur Dionis des Carrières, pendant l'épidémie d'Auxerre 1882, à l'eau de Vallan dans la dissémination de la fièvre typhoïde. Cette eau avait été contaminée à sa source par les déjections d'une malade. On trouvera du reste la communication de M. le docteur Dionis dans l'*Union médicale* du 13 mai 1883.

Tels sont les documents sur la question que j'ai pu recueillir en dehors de mes observations personnelles. Tous viennent à l'appui de la thèse que je soutiens. J'ai profité de cette circonstance pour les réunir tous ici en un faisceau pour qu'on ait sous les yeux toutes les pièces du procès. Je crois maintenant pouvoir formuler des conclusions et indiquer certaines mesures prophylactiques qui en découlent nécessairement.

VIII

Conclusions

1° La fièvre typhoïde, inconnue à Joigny dans le quartier bas de la ville, ou du moins ne présentant pas dans ce quartier une fréquence plus grande que dans les quartiers de la ville haute et des faubourgs, s'est installée à demeure dans un espace très restreint, quelque temps après la canalisation de la rivière et la construction des nouveaux égouts dont la pente est insuffisante.

2° Le sol de cette partie de la ville, qui est l'aboutissant de tous les ruisseaux de la ville haute, était, depuis que la ville existe, imprégné de matières organiques putrides qui sommeillaient pour ainsi dire. L'élévation subite et constante de la nappe d'eau souterraine et le déplacement des terres infiltrées pour la construction des égouts sont venus leur donner essor. En même temps cette nappe d'eau faisait communiquer largement entre eux les puits et les fosses d'aisances.

3° Les matières typhoïdiques des premiers atteints versées au fur et à mesure de leur production dans des fosses d'aisances non étanches, ont peu à peu imprégné le sous-sol, contaminé l'eau potable des puits et ajouté une nouvelle cause à la dissémination de la maladie.

4° L'analyse de l'eau du puits faite par M. Petit, pharmacien de 1ʳᵉ classe, licencié ès-sciences, a prouvé que l'eau du puits était fortement contaminée par des matières organiques azotées, puisque l'ammoniaque libre y est vingt-cinq fois plus abondante que dans l'eau de la Vanne et que la proportion des nitrates y est quarante fois plus élevée.

5° Toutes les personnes atteintes faisaient usage de l'eau incriminée à ce point que la zone contaminée est absolument superposable à la zone de distribution de cette eau.

6° Les deux tiers des personnes atteintes sont des femmes qui boivent beaucoup plus d'eau que les hommes et la maladie acquiert son maximum d'intensité au moment des grandes chaleurs.

7° Depuis quelques années les indigènes ayant presque tous payé leur tribut à la fièvre, les nouveaux venus seuls sont atteints, qu'ils viennent des environs ou tout simplement d'un autre quartier de la ville. Ainsi se trouve constitué ce mode d'acclimatement local sur lequel j'ai insisté, le distinguant de l'acclimatement général sur lequel tout le monde est d'accord.

8° A cette dissémination par l'eau comme moyen de transport s'ajoutent des causes banales dont on ne peut pas démontrer aussi facilement l'influence mais dont on doit tenir compte jusqu'à preuve du contraire : telles que les émanations de cabinets sans cuvettes de sûreté, sans tuyaux d'aération et peut-être les exhalaisons du sol dans certaines conditions météorologiques. Nous devons dire cependant que ces causes dépassent de beaucoup la zone de distribution de l'eau incriminée, et que néanmoins la maladie se limite à cette dernière.

9° Ce foyer d'infection constitue un danger permanent pour les habitants du quartier et des fièvres typhoïdes nées sur cet emplacement peuvent transporter, en allant se faire soigner autre part, le germe de la maladie, soit dans les autres quartiers de la ville, soit dans les environs comme il y en a des exemples.

10° Une grande maison de commerce qui de 1879 à 1884 avait présenté huit cas de fièvre continue n'en a plus présenté un seul depuis bientôt deux ans qu'on ne fait plus usage de l'eau du puits. Cette dernière conclusion m'amène à parler des moyens prophylactiques à opposer à cette localisation de la fièvre continue.

IX

Prophylaxie

1° Désinfection des matières fécales puisque le principe contagieux réside dans les déjections des typhiques. Désinfection qui doit être imposée par le médecin aussitôt qu'il a à traiter une fièvre continue.

2° Construction de fosses étanches; substitution de cabinets avec tuyaux d'aération et cuvettes de sûreté à ces placards infectes qu'on rencontre dans les maisons les plus confortables.

3° Suppression absolue des égouts que l'on comblerait entièrement pour les remplacer par des ruisseaux à ciel ouvert puisqu'il est impossible dans ce quartier de donner aux premiers une pente nécessaire. Cette suppression devrait se faire avec beaucoup de ménagements en remuant le moins de terre possible et en choisissant une saison favorable pour ne pas amener une recrudescence de la maladie.

4° Enfin, et c'est par là que je termine, pour qu'on ne l'oublie pas, suppression du puits contaminé, je devrais dire des puits contaminés parce que d'autres puits existent dont on ne se sert pas, mais dont on pourrait se servir à un moment donné.

RENSEIGNEMENTS BIBLIOGRAPHIQUES

Arnoult. — De l'influence des égouts sur les épidémies de fièvre typhoïde (*Bull. méd. du Nord*, juin 1882).

Alison. — Étiologie de la fièvre typhoïde dans les campagnes (*Arch. de méd.* 1880, T. V, p. 5).

Alison. — *Arch. gén. méd.* Mars 1880.

Auerbach. — Diffusion de la fièvre typhoïde par le lait Auerbach (*Deutsche méd. Woch* n° 44. 1884).

A. Biermer. — Discours prononcé au Congrès de Zurich le 4 nov. 1872.

Buchanan. — *The Lancet*, janvier 1873, épidémie d'Ecton.

Ballard. — Observation sur les modes d'infection de l'eau potable au point de vue de la contagion de la fièvre typhoïde par E. Ballard (*Brit. méd. journ.*, 30 août 1879, p. 337).

L. Baraduc. — *Revue d'hygiène et de police sanitaire*, III, 27 janvier 1881.

Butter. — Vierteljiahrsschrift für gerichtliche Medicin und offentliches Sanitaetswesen. nouv. série XXXVIII, 288, avril 1883.

Dr Baeckel. — *Gaz. méd. de Strasbourg*, 1864.

Britisch méd. 17 janvier 1880, épidémie Caterhoem.

Bouchard. — Congrès de Genève 1878, à propos de l'épidémie de Bornel 1873, par le Dr Bailly.

Bouchard. — Étiologie de la fièvre typhoïde à Paris, 1877.

Berthet. — Essai sur l'origine fécale du Typh. abd. th. P. 1878.

Barberet Burlureaux et Chouet. — Des Conditions typhogènes de la ville de Clermont-Ferrand (*Ann. d'hyg. publ.* 1879, 3ᵉ série, T. II, p. 125).

De Cérenville. — *Revue médicale de la Suisse Romande*, II, 630, nov. 1882.

C. A. Cameron. — *Revue d'hygiène et de police sanitaire*, I, p. 526 et 614, juillet-août, 1880.

C. A. Cameron. — Relation d'une épidémie de fièvre typhoïde causée par du lait infecté, par C. A. Cameron (*the Dublin journ. of med. sc.*, p. 1, juillet 1879).

Daga. — *Mémoire sur la fièvre typhoïde.* Nancy, 1878-79.

Natalis Debaussaux. — *Note sur la fièvre typhoïde,* Rouen, 1878.

Dionis des Carrières. — Étiologie de l'épidémie typhoïde d'Auxerre, 1882 (*Union méd.*, 13 mai 1883).

Dumas. — Trois cas de contagion de fièvre typhoïde, origine fécale de la maladie. par A. Dumas (*Gaz. hebd. Montpellier*, n° 44. 1882).

Dreyfous (Ferd.). — Traitement de la fièvre typhoïde. Dr Jaccoud, T. XXXVI

Devars. — Epidémie de fièvre typhoïde causée par l'eau potable à Fouilloux (Basses-Alpes), par Devars (*Lyon méd.*, 6 sept. 1885).

Fergus. — De l'influence de l'eau potable sur l'origine ou la propagation de la fièvre typhoïde, de la diarrhée, de la diphtérie et de la scarlatine, par A. Fergus (*Brit. méd. journ.*, 30 août 1879, p. 336).

Fineau (du château d'Oléron). — Association française pour l'avancement des sciences, Rouen, 1883.

Féréol. — Rapport fait sur l'Etiologie d'une épidémie de fièvre typhoïde qui a éclaté à Auxerre en septembre 1882 par Féréol (*Union méd.*, 15 mars 1883).

Fosbroke. — *Sanitary Record* (N° 280, p. 251, janv. 1881).

Fosbroke. — *San. Record* (N° 303, p. 259, déc. 1882).

Green. — Epidémie de fièvre typhoïde propagée par l'intermédiaire du lait, par A. Green (*Lancet*, 8 déc. 1883).

Gautrelet. — Sur la nature des dépôts observés dans l'eau d'un puits contaminé, par Gautrelet (*Acad. des sciences*, 21 janv. 1884).

Gibert. — Une épidémie de fièvre typhoïde au Hàvre (*Revue d'hyg.*, p. 1732, sept. 1881).

Gibert. — Considérations sur un groupe épidémique de fièvre typhoïde. (*Th. Montpellier*, 1881).

Gueneau de Mussy. — Recherches historiques et crit. sur l'ét. de la prophyl de la fièvre typhoïde. Paris, 1876 (*Clinique médicale*, Paris 1884).

Grellet (de Menat, Puy-de-Dôme). — Epidémie de Montegnat. Nov. 1882.

H. Gueneau de Mussy. — De la part des eaux potables dans l'étiologie de la fièvre typhoïde.

Gerin-Roze. — Séance de 27 juin 1885 (*Soc. méd. des hôpitaux*).

Gaedeken. — Hyg. Medelelser, N. R. Band III, p. 32. 1878.

Galliet. — *Bul. de la soc. méd. de Reims*, 1875. N° 13, p. 53.

Husson (de Toul). — Rapport sur les causes probables d'une épidémie de fièvre typhoïde à Gondreville.

Hagler. — *Arch. fur klin, méd.* Bd. VI, cité par Bouchard au congrès de Genève 1878.

Homolle. — Art. fièvre typhoïde. D' Jaccoud. T. XXXVI.

Hart. — Sur la propagation de la fièvre typhoïde par le lait de vache infecté et sur les moyens de la prévenir par E. Hart (*Ann. d'hyg. publ.*, février 1882).

H. Immerman. — *Corr. Bl. f schweiz Aerzte* N° 23, p. 697 et n° 24, p. 737. 1er et 15 décembre 1878.

Jaeger. — Des mesures prises à Athènes pour assurer la bonne qualité des eaux pendant la récente épidémie de fièvre typhoïde, par Jaeger (*Revue d'hygiène.* Nov. 1881).

Jaccoud. — *Acad. méd.*, 1877. — Nouveau Diction. de méd. et de chir prat. T. XXXVI.

Knopf. — *Thèse de Nancy*, 1875. Epidémie de Villeristhal.

P. Lebon. — *Thèse de Nancy*, 1884. Epidémie de Liverdun 1883.

Lécuyer. — *Revue d'hyg.* 1883.

Lallemant. — *Ann. d'hyg. et de méd. légale*, 3e série, VII, p. 198, février 1882.

Michel. — Paris, 1884. A. Delahaye.

Meunier. — Foyer épidémique de fièvre typhoïde dans une maison, analyse de l'eau du puits, par Meunier (*Union médicale du Nord-Est.* Juillet 1881)

Munaret. — Le Médecin des villes et des campagnes. Germes Baillière 1882.

Murchison. La Fièvre typhoïde, trad. de Lutaud. Paris, 1878.

Marmisse. — Infection du sol dans les grandes villes (*Bordeaux méd.* 1877).

Du Mesnil. — Des mesures à prendre contre l'infection du sol par les puisards, par O. du Mesnil (*Ann. d'hyg. publ.* p. 75. Janvier 1882).

Nieriker. — L'épidémie de fièvre typhoïde d'Unter-Siggenthal, en 1877, causée par l'eau potable polluée par des déjections typhiques, par P. Nieriker (*Corresp. Blatt. für Schweiz Aerzte*, janvier 1879).

Nicolas. — *Revue médicale de la Suisse Romande*, III, 439. Juillet 1883.

Pasteur. — *Revue de la Suisse Romande 1881*, n° 2. Epidémie du petit Sacconex.

Pagliani. — *Archiv. ital. de Biologie IV*, p. 26.

Poincarré. — *Ann. d'hyg. et de Méd. légale*, 3e série, VII, p. 465, juin 1882.

Rondet. — Relation d'une épidémie de fièvre typhoïde (135 cas) à Neuville-sur-Saône. — Contagion par l'eau contaminée par des déjections typhiques par H. Rondet. (*Lyon méd.*, 13 déc. 1885).

V. Réant. — Contribution à l'étude de l'étiologie de la fièvre typhoïde (*Th. Paris, 1881*).

Revue médicale de la Suisse Romande. (*Gaz. hebd.* N° 20 1884).

Russell. — Une épidémie de fièvre typhoïde provoquée par du lait contaminé, par J. Russell (*Glascow méd. Journ.* Août 1880, p. 102).

Robinsky. — Du développement exanthématique sous l'influence des eaux malsaines et d'une mauvaise alimentation, par Robinsky (in-8°, Paris, 1881).

William Strange. — *Med. Times and gaz.* du 20 juin 1874.

Taylor et Shakespeare. — *Medical news*, 16 mai et 20 juin 1885.

Teissier (Lyon). — Association française pour l'avancement des sciences. Rouen, 1883.

Vacher. — Du rôle des égouts dans la propagation de l'épidémie de fièvre typhoïde (*Gaz. méd. de Paris* 1876).

Vallin E. — La fièvre typhoïde et la nappe d'eau souterraine de Paris (*Gaz. méd.* 1876, p. 785).

Zuber. — De l'influence pathogénique des gaz d'égouts, par Zuber (*Revue d'hyg.*, mai 1882).

Zuber. — Des gaz d'égouts et leur influence sur la santé publique, par Zuber (*Revue d'hyg.*, août 1880, p. 648).

FIN

TABLE DES MATIÈRES

FIN DE LA TABLE DES MATIÈRES

ASNIÈRES. — IMPRIMERIE LOUIS BOYER ET Cie, 7, RUE DU BOIS

www.ingramcontent.com/pod-product-compliance
Ingram Content Group UK Ltd.
Pitfield, Milton Keynes, MK11 3LW, UK
UKHW020046100726
13658UKWH00004B/1577